Table des matières

INTRODUCTION

Découvrez le pouvoir de l'alimentation pour favoriser la guérison des os avec notre guide complet du régime pour la guérison osseuse. Ce livre vous offre toutes les clés pour nourrir votre corps de manière optimale et accélérer le processus de guérison après une fracture ou une blessure aux os.

Le régime pour la guérison des os est spécialement conçu pour fournir les nutriments essentiels et favoriser la réparation et la croissance osseuse. Il met l'accent sur les aliments riches en calcium, en vitamines D, en protéines et en autres nutriments bénéfiques pour la santé osseuse.

1. COMPRENDRE LA GUÉRISON OSSEUSE - Découvrez comment les os guérissent et comment l'alimentation peut influencer ce processus.

2. ALIMENTS RICHES EN CALCIUM - Explorez une liste complète d'aliments riches en calcium,

essentiels pour la santé osseuse et la formation de nouveaux tissus osseux.

3. VITAMINE D ET ABSORPTION DU CALCIUM - Apprenez comment la vitamine D facilite l'absorption du calcium et découvrez les sources naturelles de cette vitamine essentielle.

4. PROTÉINES POUR LA RÉPARATION OSSEUSE - Découvrez l'importance des protéines dans la formation et la réparation des tissus osseux, ainsi que des conseils pour obtenir suffisamment de protéines dans votre alimentation.

5. NUTRIMENTS ESSENTIELS - Identifiez les autres nutriments clés, tels que le magnésium, le phosphore, la vitamine K et les acides gras oméga-3, qui soutiennent la santé osseuse et la guérison.

6. PLANIFICATION DE REPAS ÉQUILIBRÉE - Obtenez des conseils pratiques pour planifier des repas équilibrés qui favorisent la guérison des os.

7. MODE DE VIE SAIN - Découvrez l'importance de l'activité physique, de la gestion du stress et d'autres habitudes de vie saines pour la santé et la guérison osseuse.

CHAPITRE UN

Présentation des maladies osseuses

Certaines conditions ou maladies peuvent affecter la force et la flexibilité des os et entraîner des problèmes de santé. L'os est un tissu vivant en croissance qui se compose principalement de collagène et de calcium. Les os fournissent un cadre rigide, connu sous le nom de squelette, qui protège les organes mous et soutient le corps. Il existe deux types d'os dans le corps. Les os corticaux sont compacts et denses et forment la couche externe des os. Les os trabéculaires ou spongieux constituent la couche interne des os et sont spongieux avec une structure en nid d'abeille. Les os ne protègent pas seulement les organes contre les blessures, mais permettent également au corps de bouger et de fournir un soutien. De plus, les os agissent comme un réservoir pour les minéraux tels que le calcium.

Une personne peut avoir une condition ou une maladie qui affecte la flexibilité et la force des os. Ces conditions peuvent provenir de diverses sources, y compris la génétique, les facteurs environnementaux, l'alimentation et les infections.

Types de maladies osseuses

Les maladies osseuses peuvent être génétiques, une conséquence du vieillissement ou dues à des facteurs de risque contrôlables. Certaines affections osseuses commencent à l'âge adulte, d'autres affectent principalement les enfants, et beaucoup peuvent affecter n'importe qui, quel que soit son âge.

Ostéoporose

L'ostéoporose provoque une faible densité osseuse et une détérioration du tissu osseux. Les os deviennent cassants, avec un risque accru de fractures. Les fractures les plus courantes dues à l'ostéoporose affectent les hanches, les côtes, la colonne vertébrale et les poignets. Plus de 53 millions d'Américains souffrent d'ostéoporose ou ont une faible masse osseuse et risquent de la développer. Bien que l'ostéoporose touche principalement les personnes âgées, principalement les femmes, elle peut toucher n'importe qui, quel que soit son âge, y compris les enfants. Le traitement de l'ostéoporose peut ralentir la dégradation des os et même favoriser la croissance osseuse.

Cancer des os

Le cancer des os peut commencer dans n'importe quel os du corps, mais il affecte le plus souvent le bassin et les os longs des bras et des jambes. Les cancers des os sont rares, représentant moins de 0,2 % de tous les cancers, selon l'American Cancer Society. Les causes de la plupart des cancers des os sont inconnues, mais certains types sont liés à la génétique, à une radiothérapie ou à une chimiothérapie antérieure, à des tumeurs bénignes ou à d'autres affections osseuses. Les chondrosarcomes sont les cancers des os les plus courants qui touchent les adultes. Chez les enfants et les adolescents, les cancers des os les plus courants sont l'ostéosarcome et les tumeurs d'Ewing. En plus du cancer primitif des os qui commence dans l'os, de nombreux types différents de cancer peuvent métastaser (se propager) à l'os. La chimiothérapie et la radiothérapie sont utilisées pour traiter le cancer des os, et certaines peuvent être traitées chirurgicalement.

Les personnes atteintes d'ostéopénie ont une densité osseuse inférieure à la normale. L'ostéopénie augmente votre risque d'ostéoporose. Cela ne provoque pas de symptômes car la perte de masse osseuse n'est pas douloureuse. Si votre fournisseur de soins de santé pense que vous souffrez d'ostéoporose, vous pourriez subir un test de densité osseuse pour mesurer votre masse osseuse et votre force.

L'ostéopénie touche environ la moitié des Américains de plus de 50 ans.

Les facteurs de risque comprennent :

• Être une femme

• Une histoire familiale de faible densité osseuse

• ménopause avant 40 ans

• Élimination des ovules avant la ménopause

• Ne pas faire assez d'exercice

• Une mauvaise alimentation

• Fumer

• Boire trop d'alcool ou de caféine

• Utilisation corticoïde à long terme

Le but du traitement est de l'empêcher de progresser vers l'ostéoporose. Le traitement comprend généralement un régime et de l'exercice, ainsi que des médicaments renforçant les os si la densité osseuse est proche des niveaux d'ostéoporose. Le fournisseur peut également recommander des suppléments de calcium et/ou de vitamine D.

Rachitisme et ostéomalacie

Le rachitisme et l'ostéomalacie sont dus à une carence en vitamine D. Ils peuvent également être provoqués par un trouble digestif ou rénal où le bodu n'est pas capable d'absorber la vitamine D adoucie.

Les rachitismes

Le rachitisme affecte le développement osseux de l'enfant. Il provoque une croissance osseuse, une croissance médiocre et des os mous et faibles. La condition peut entraîner des déformations osseuses. La plupart des enfants à risque sont traités avec du sodium et de la vitamine D par le biais de leur régime alimentaire ou de suppléments vitaminiques. Les enfants qui ont des difficultés à absorber les vitamines et les minéraux peuvent avoir besoin de doses plus élevées ou d'un apport en vitamine D plus élevé.

Ostéomalacie

L'ostéomalacie, qui touche les adultes, affaiblit les os et les rend plus sensibles aux fractures. Cela provoque une perte de minéraux osseux, de sorte que les os se décomposent plus rapidement qu'ils ne peuvent se reconstruire. Les symptômes les plus courants de l'ostéomalacie sont les douleurs osseuses, les fractures et la faiblesse musculaire. L'ostéomalacie peut affecter votre capacité à marcher.

Scoliose

La scoliose, qui est une courbe de la colonne vertébrale, apparaît généralement pendant la poussée de croissance avant la puberté. La scolose peut être causée par des maladies comme la paralysie cérébrale et la dystrophie musculaire, mais la plupart des causes de la scolose sont insensées (aucune origine connue). La scoliose chez l'adolescent a une prévalence de 0,47 % à 5,2 %. La scoliose peut se poursuivre jusqu'à l'âge adulte ou se développer chez l' adulte sous forme de scoliose dégénérative adulte. La plupart des cas de scoliose infantile sont bénins, mais parfois, les déformations de la colonne vertébrale deviennent plus graves à mesure que les enfants grandissent. Si un enfant a une courbe vertébrale sévère, cela peut réduire la quantité d'espace dans la cavité thoracique et entraîner des problèmes respiratoires et une réduction de la fonction pulmonaire. Si votre enfant a une scoliose légère, il sera surveillé avec des rayons X pour voir si la courbe s'aggrave. Les cas bénins ne nécessitent généralement pas de traitement, bien que certains enfants devront porter une attelle dorsale pour éviter que la condition ne s'aggrave. Un enfant atteint de scoliose sévère peut avoir besoin d'une intervention chirurgicale pour redresser sa colonne vertébrale.

Arthrite

Aux États-Unis, plus de 54 millions d'adultes souffrent d'une forme d'arthrite, selon les Centres de contrôle et de prévention des maladies. L'arthrite est la principale cause d'incapacité de travail aux États-Unis. L'arthrite se divise en deux catégories : l'arthrose (OA) et l'arthrite inflammatoire, qui ont des causes différentes et nécessitent différentes approches de traitement. L'arthrose est généralement causée par des blessures ou une surmenage articulaire. Les conditions d'arthrite inflammatoire affectent plusieurs articulations et sont souvent le résultat d'une inflammation auto-immune lorsque le système immunitaire du corps attaque ses propres articulations.

Types courants d'arthrite inflammatoire :

• Spondylarthrite ankylosante : affectant la colonne vertébrale, le sternum et les grosses articulations du corps

• Goutte : arthrite inflammatoire résultant d'un excès d'acide urique dans le sang

• Lupus : affectant de nombreux organes et systèmes du corps

• Arthrite psoriasique : arthrite inflammatoire qui survient avec la maladie, une affection cutanée auto-immune qui se manifeste par des plaques rouges squameuses et qui démangent

• Polyarthrite rhumatoïde : une maladie inflammatoire systémique où l'inflammation attaque de nombreuses articulations dans tout le corps.

La maladie osseuse de Paget

Aussi appelée ostéite déformante, la maladie osseuse de Paget interfère avec le processus normal de recyclage osseux du corps. Avec Paget, il y a une dégradation et une repousse osseuses excessives, ce qui rend les os plus gros et plus doux.

Les os peuvent être déformés, fragiles et sujets aux fractures. Paget se produit principalement dans les os du bassin, du crâne, de la colonne vertébrale et des jambes, mais n'importe quel os peut être affecté.

Le risque augmente avec l'âge, et la condition est plus fréquente chez les personnes âgées. La condition s'exécute dans les familles, avec un risque accru chez les personnes d'héritage européen.

Les complications de la maladie osseuse de Paget comprennent :

• Os brisés

• Arthrite

• Insuffisance cardiaque

• Perte auditive ou perte de vision si Paget affecte les nerfs du crâne

• Problèmes du système nerveux parce que les os peuvent exercer une pression sur le cerveau, les nerfs et la moelle épinière et à cause de la réduction du flux sanguin vers le cerveau et la spine al cord11

• L'ostéosarcome, un type de cancer des os

• Calculs rénaux en raison de l'excès de calcium dans le corps dû à la dégradation excessive des os

• Dents lâches si Paget affecte vos os faciaux

La maladie osseuse de Paget est souvent traitée avec des médicaments bisphosphorés souvent utilisés pour renforcer les os affaiblis par l'ostéoporose. La chirurgie peut traiter les dommages osseux causés par la maladie de Paget.

Ostéomyélite

L'ostéomyélite est une infection de l'os. Elle est souvent causée par une bactérie appelée Staphylococcus aureus. Certaines conditions comme le diabète, la polyarthrite rhumatoïde ou la drépanocytose peuvent augmenter votre risque d'ostéomyélite. Selon la clinique de Clevéland, l'ostéomyélite touche 2 personnes sur 10 000, enfants et adultes. Les symptômes de l'ostéomyélite peuvent inclure une douleur et un gonflement dans la zone osseuse touchée, de la fièvre, un gonflement des chevilles, des pieds et des jambes, une perte de mouvement articulaire et des changements dans la démarche (le w toute personne marche). Non traitée, l'ostéomyélite peut affecter l'approvisionnement en sang et entraîner la mort du tissu osseux. Heureusement, il peut être traité avec des anticorps. Les infections osseuses graves peuvent nécessiter une intervention chirurgicale pour enlever l'os endommagé ou, dans le cas d'une infection rachidienne, pour traiter la moelle épinière ou la racine nerveuse. dans.

Ostéonécrose

L'ostéonécrose, également connue sous le nom de nécrose vasculaire, est la mort des cellules osseuses. Selon l'American College of Rheumatology, la condition touche jusqu'à 20 000 Américains chaque année entre 20 et 50 ans. Les personnes touchées ont tendance à avoir des antécédents de traumatisme, d'utilisation de corticostéroïdes ou de consommation importante d'alcool. Avec l'ostéonécrose, la diminution du flux sanguin provoque la mort osseuse. Cela se produit parce que la condition provoque de petites ruptures dans l'os qui conduisent à l'effondrement de l'os affecté. Ces petites pauses entraîneront une interruption du flux sanguin vers cette partie de l'os. L'ostéonécrose peut causer de la douleur, de l'arthrite et une fonction articulaire limitée. Une cause exacte de la condition est inconnue. Certaines personnes atteintes de la maladie peuvent avoir besoin d'une chirurgie de remplacement articulaire pour réparer et remplacer l'os endommagé.

Ostéogenèse imparfaite

Aussi appelée maladie osseuse, l'ostéogenèse imparfaite (OI) fait partie d'un ensemble de maladies osseuses appelées troubles squelettiques dont les causes sont connues. os fragiles qui peuvent facilement se casser. Un défaut dans les gènes responsables de la fabrication du collagène, une protéine renforçant les os, provoque l'OI. La prévalence estimée de l'OI aux États-Unis se situe entre 20 000 et 50 000. Parce qu'il touche moins de 200 000 personnes, il est considéré comme une maladie rare. La condition peut être bénigne, ne causant que quelques fractures tout au long de la vie d'une personne. Mais cela peut aussi être grave et causer des centaines de fractures sans cause connue. Il est traité avec des médicaments qui renforcent les os, de la physiothérapie et de la chirurgie.

Autres dysplasies squelettiques

Il existe plus de 450 troubles osseux de dysplasie squelettique. Ils deviennent généralement rares chez les nouveau-nés, affectant les os et les articulations. Ils peuvent entraver la croissance d'un enfant et provoquer des os de forme anormale dans la tête, la tête ou les os longs des bras et des jambes. Les enfants avec une dysplasie squelettique ont des membres qui sont courts par rapport à leur corps. Les dysplasies squelettiques sont causées par des gènes défectueux, hérités ou acquis au cours du développement fœtal. Les dysplasies squelettiques les plus courantes sont l'achondrorlassie et d'autres types de nanisme, la dysplasie thanatophorique et l'hypochondrollasie.

Les dysplasies squelettiques peuvent causer des problèmes respiratoires, des problèmes de colonne vertébrale, y compris une courbure, une courbure et un rétrécissement de la colonne vertébrale, une accumulation de liquide dans le cerveau appelée hydre, ainsi que la vision et l'ouïe. perdre. Le traitement de la dysplasie squelettique dépendra des symptômes associés à la maladie. Cela peut inclure le traitement de l'hydrogénose, la chirurgie pour gérer la sténose spinale ou l'instabilité vertébrale, le remplacement articulaire des genoux et des hanches ely affectée par l'arthrite, la chirurgie d'allongement des membres et les chirurgies des membres inférieurs pour corriger l'alignement des os.

Causes et facteurs de risque

Un certain nombre de facteurs peuvent causer une maladie osseuse. Certains peuvent être spécifiques à un certain type de maladie osseuse. Les causes incluent :

• Vieillissement : à mesure que les gens vieillissent, la teneur en minéraux de leurs os commence à diminuer, ce qui fait que les os deviennent moins denses et plus fragiles.

• Génétique : Une personne peut avoir un risque plus élevé de développer un type de maladie osseuse en raison d'une mutation ou d'un changement dans un gène ou d'antécédents de maladie osseuse dans sa famille. Une personne peut hériter d'une mutation génétique d'un ou des deux parents.

• Nutrition : Une alimentation équilibrée est essentielle pour des os sains et solides. En particulier, les gens doivent consommer suffisamment de calcium et de vitamine D.

• Problèmes avec le remodelage osseux : Après 20 ans, une personne peut éprouver un déséquilibre où le corps décompose le vieux tissu osseux plus difficilement qu'il ne peut le remplacer. Cela peut entraîner une perte de force osseuse et de dualité.

• Changements hormonaux : les déséquilibres de certaines hormones peuvent augmenter le risque de développer une ostéoporose. Par exemple, de faibles niveaux d'œstrogènes pendant la ménopause ou de faibles niveaux de testostérone peuvent augmenter le risque d'ostéoporose.

• Médicaments : certains médicaments peuvent augmenter le risque de développement d'une maladie osseuse. Par exemple, les corticostéroïdes, les médicaments pour la thyroïde et les médicaments qui réduisent les niveaux d'hormones sexuelles peuvent nuire à la santé des os.

• Facteurs liés au mode de vie : les facteurs liés au mode de vie, notamment les faibles niveaux d'activité physique, le tabagisme et la consommation excessive d'alcool, peuvent favoriser l'ostéoporose.

Diagnostic

Une personne devra contacter un médecin pour recevoir un diagnostic d'une affection osseuse. Le médecin commencera normalement par prendre les antécédents médicaux d'une personne. Cela peut inclure des questions sur combien de temps ils ont éprouvé des symptômes et s'ils ont des antécédents familiaux de maladie osseuse.

Le médecin peut également procéder à un examen physique pour vérifier :

• perte de taille ou de poids

• changements dans la force musculaire

• changer de position

• changements d'équilibre ou de la façon dont une personne marche

• toute rougeur ou enflure, telle que celle qui se produit avec l'ostéomyélite

Le médecin peut également prescrire des tests pour diagnostiquer le type de maladie osseuse dont souffre une personne, notamment :

• IRM : ce test utilise un aimant pour créer une image du corps et fournit des images détaillées des os et d'autres tissus, y compris le cartilage et les ligaments.

• Tests sanguins : un médecin peut prescrire des tests sanguins pour aider à confirmer le diagnostic d'un cancer des os et fournir des informations sur le stade du cancer.

• Imagerie par rayons X : Le type d'imagerie par rayons X le plus courant qu'un médecin peut utiliser est une analyse d'absorptiométrie à rayons X à double énergie. Cela utilise une faible quantité de rayons X pour mesurer la densité minérale osseuse du corps.

• Analyse : Un médecin peut prélever une petite quantité de tissu osseux de la zone touchée pour l'examiner au microscope afin d'établir un diagnostic précis.

L'option de traitement la plus appropriée dépendra du type de maladie osseuse et de la gravité de la maladie.

Par exemple, dans le cas de l'ostéoporose et de l'ostéopénie, l'objectif du traitement est d'arrêter la perte osseuse et de prévenir les fractures. Par conséquent, le traitement peut inclure :

• faire des changements de style de vie tels que reformer une activité plus rhussique et arrêter de fumer

• mettre en place des mesures pour réduire le risque de chutes afin de prévenir l'échec

• recommander des conseils nutritionnels

• prescrire des médicaments

Certaines conditions, telles que l'OI, n'ont pas de traitements efficaces. Par conséquent, le but du traitement est de prévenir ou de contrôler les symptômes et d'améliorer la force musculaire et la masse osseuse. En plus de prendre des médicaments, une personne atteinte d'OI peut avoir un traitement physique pour améliorer la force musculaire et la mobilité.

Certaines conditions peuvent nécessiter des options chirurgicales. Par exemple, une personne atteinte d'arthrose nécessitera généralement une intervention chirurgicale pour préserver les articulations. Une personne atteinte d'une tumeur osseuse peut nécessiter une intervention chirurgicale pour son ablation.

Les personnes atteintes d'un cancer des os peuvent également avoir besoin de traitements supplémentaires, comme la chimiothérapie ou la radiothérapie, selon l'état d'avancement du cancer des os.

Aliments à manger

Aliments de régime de guérison des os à manger :

Graisses saines :

• Avocat

• L'huile d'olive

• Noix et graines

• Poissons gras (saumon, maquereau, sardines)

Aliments hydratants :

• L'eau

• Tisanes

• Fruits à haute teneur en eau (melon d'eau, oranges, pamplemousse)

Aliments riches en calcium :

• Produits laitiers (lait, yaourt, fromage)

• Légumes verts à feuilles (épinards, chou frisé, salade verte)

• Brossolí

• Tofu

• Amandes

• Graines de chia

• Graines de sésame

Poisson en conserve avec arêtes (comme les sardines et le saumon)

Poissons gras (saumon, maskerel, thon)

• Jaunes d'œuf

• Produits laitiers enrichis

• Champignons (exposés au soleil)

• Poitrine de poulet

• Dinde

• Poisson (saumon, truite, thon)

• boeuf maigre

• Tofu

• Lentilles

• Haricots

Aliments riches en vitamine C :

• Agrumes (oranges, citrons, pamplemousses)

• Fraises

• Cloches

• Kiwi

• Tomates

• Brocoli

• Bruxelles

Aliments riches en antioxydants :

• Baies (myrtilles, framboises, fraises)

• chocolat noir (70 % de cacao ou plus)

• Fruits et légumes colorés

• Thé vert

• Noix (amandes, noix)

• Graines (graines de lin, graines de chia)

Grains entiers :

• Quinoa

• Riz brun

• Pain et pâtes de blé entier

• Avoine

• Orge

• Boulgour

Aliments riches en magnésium :

• Épinard

• Chou frisé

• Amandes

• Noix de cajou

• Graines de citrouille

• Avocat

• Grains entiers

• Viandes maigres (bœuf, poulet, dinde)

• Coquillages (huîtres, crabe, crevette)

• Graines de citrouille

• Haricots

• Noix (noix de cajou, amandes)

N'oubliez pas de donner la priorité à une alimentation bien équilibrée qui comprend une variété de ces aliments riches en nutriments. Incorporez-les dans vos repas et collations pour fournir à votre corps les vitamines, minéraux et antioxydants nécessaires qui favorisent la guérison des os et la santé générale des os.

Aliments à éviter

Bone Healing Diet Foods à éviter:

Excès de sodium :

• Aliments transformés (soupes en conserve, collations emballées, repas surgelés)

• Restauration rapide

• Charcuterie

• Condiments riches en sodium (ketchup, sauce soja, vinaigrettes)

Assaisonnements riches en sodium :

• Cubes de bouillon

• Sachets d'assaisonnement

• Sauce soja

• Cornichons

• Olives

Collations riches en sodium :

• Chips de pommes de terre

• Bretzels

• Noix sales

Boissons sucrées et gazeuses :

• Soda

• Jus de fruits sucrés

- Boissons énergisantes

- Boissons sportives sucrées

- Bonbons

- Des pâtisseries

- Cookies

- Céréales sucrées pour le petit-déjeuner

- Yaourt sucré

Alcool :

- Une consommation excessive d'alcool peut interférer avec la guérison des os et augmenter le risque de chutes et de fractures.

Caféine :

- Bien qu'une consommation modérée de caféine soit généralement considérée comme sûre, une consommation excessive peut interférer avec l'absorption du calcium. Limitez la consommation de sources telles que le café, le thé, les boissons énergisantes et certaines boissons gazeuses.

Aliments riches en matières grasses :

• Aliments frits

• Morceaux de viande riches en matières grasses

• Produits laitiers entiers

• Viandes transformées (saucisses, bacon)

Aliments riches en phosphore :

• Boissons gazeuses (contenant de l'acide phosphorique)

• Viandes transformées

• Boissons non alcoolisées

• Certains aliments transformés et préparés

Aliments excessivement épicés :

• Les aliments épicés peuvent irriter le système digestif et provoquer une gêne ou une inflammation, ce qui peut entraver le processus de guérison.

Bone Healing Diet Plans:

Jour 1 :

• Petit-déjeuner : omelette aux épinards et aux champignons avec du fromage feta, servie avec un côté d'avocat tranché et du pain grillé entier.

• Collation : yaourt grec avec un mélange de baies et une pincée de noix hachées.

• Déjeuner : salade de poitrine de poulet grillée avec mélange de légumes verts, tomates cerises, concombre et un filet d'huile d'olive et de vinaigrette au citron.

• Collation : Bâtonnets de carottes avec houmous.

• Dîner : saumon cuit au four avec du quinoa et du brocoli cuit à la vapeur. Profitez d'un smoothie rafraîchissant aux baies mélangées pour le dessert.

Jour 2:

• Petit-déjeuner : avoine du jour au lendemain à base d'avoine roulée, de lait d'amande, de graines de chia et d'une garniture d'amandes tranchées et de baies fraîches.

• Collation : tranches de pomme au beurre d'amande.

• Déjeuner : poivrons farcis au quinoa et aux haricots noirs, servis avec une salade verte mélangée.

• Collation : yaourt grec avec du miel et une pincée de granola.

• Dîner : Brochettes de crevettes grillées avec patates douces rôties et asperges grillées. Profitez d'une petite portion de chocolat noir pour le dessert.

Jour 3 :

• Petit-déjeuner : pain grillé à grains entiers surmonté d'un avocat écrasé, de saumon fumé et d'un œuf poché.

• Collation : Noix mélangées et fruits secs.

• Déjeuner : soupe de lentilles avec un côté de pain de grains entiers. Servir avec une salade de légumes verts mélangés, de tomates cerises et de concombre.

• Collation : Concombres tranchés avec sauce tzatziki.

• Dîner : Poitrine de poulet au four avec choux de Bruxelles rôtis et quinoa. Profitez d'une portion de salade de fruits frais pour le dessert.

• Petit-déjeuner : Frittata de légumes à base d'œufs, de poivrons, d'épinards et de fromage feta. Servir avec un côté de pain grillé à grains entiers.

• Collation : Fromage cottage avec des morceaux d'ananas.

• Déjeuner : Sauté de tofu grillé avec un mélange de légumes colorés et de riz brun.

• Collation : boules d'énergie au beurre d'amande.

• Dîner : Morue cuite au four avec du citron et des herbes, servie avec des haricots verts cuits à la vapeur et du riz sauvage. Offrez-vous un petit morceau de chocolat noir pour le dessert.

Jour 5 :

• Petit-déjeuner : bol de smoothie à base de baies mélangées surgelées, d'épice, de lait d'amande et d'une variété de garnitures telles que des tranches de banane, des graines de chia et du granola.

• Collation : Bâtonnets de céleri au beurre de cacahuète.

• Déjeuner : Salade de quinoa avec du beurre de butternut grillé, des canneberges et du fromage feta. Ajoutez un côté de légumes verts mélangés pour plus de fraîcheur.

• Collation : yaourt grec protéiné avec un filet de miel et une poignée d'amandes.

• Dîner : steak maigre grillé avec des patates douces rôties et un côté de brocoli cuit à la vapeur. Profitez d'une petite portion de fruits frais pour le dessert.

Exemple de liste de courses

Liste d'épicerie de régime de guérison osseuse:

Céréales et légumineuses :

• Flocons d'avoine

• Pâté de blé entier

• Quinoa

• Riz brun

• Pain de grains entiers

• Haricots noirs

• Graines de chia

Protéines :

• Crevette

• Bœuf maigre ou bifteck

• Poitrine de poulet

• Filets de saumon

• Tofu

• Lentilles

Fruits et légumes :

• Brocoli

• Asperges

• Cloches

- Choux de Bruxelles

- Épinard

- Kale

- Verts mélangés

- Avocat

- Concombre

- Tomates cerises

- Patates douces

- Butternut sduash

- Baies (fraises, myrtilles, framboises)

- Des oranges

- Apples

- Bananes

- Ananas

Produits laitiers et non laitiers :

• yaourt grec

• Fromage cottage

• Fromage feta

• Lait d'amande

Noix, graines et beurre de noix :

• Amandes

• Noix

• Beurre d'arachide ou beurre d'amande

Autres agrafes pour garde-manger :

• L'huile d'olive

• Citron

• Herbes fraîches (aneth, basilic, persil)

• Ail

• Vinaigre balsamique

• Hoummous

• Lentilles en conserve

• Bouillon de légumes ou de poulet à faible teneur en sodium

• Herbes et épices en conserve ou séchées (curcuma, cumin, paprika, etc.)

• Chocolat noir (70 % de cacao ou plus)

• Chéri

• Granola (de préférence à faible teneur en sucre)

N'oubliez pas d'adapter cette liste en fonction de vos préférences alimentaires, de vos besoins et de toute allergie ou restriction que vous pourriez avoir. En outre, envisagez d'ajouter tout autre élément que vous utilisez régulièrement ou que vous préférez inclure dans vos repas.

Lorsque vous faites vos courses, essayez de choisir des ingrédients frais et de haute qualité chaque fois que cela est possible. Optez pour des produits biologiques ou locaux, des viandes maigres et des grains entiers.

Vérifiez les étiquettes pour les sucres ajoutés, le sodium et d'autres additifs inutiles. Si vous avez des exigences ou des restrictions alimentaires spécifiques, telles que sans gluten ou végétalien, assurez-vous de sélectionner des alternatives appropriées.

Il est également avantageux de planifier vos repas pour la semaine à venir avant de faire vos courses, car cela vous aide à faire des choix plus ciblés et garantit que vous avez tous les ingrédients nécessaires sur vous. main.

CHAPITRE DEUX

Le régime Bone Healing reçoit des directives:

Mélange de légumes rôtis

Ingrédients:

• 1 petite patate douce, pelée et coupée en cubes

• 1 tasse de choux de Bruxelles, coupés en deux

• 1 tasse de fleurs de chou-fleur

• 1 cuillère à soupe d'huile d'olive

• 1/2 cuillère à café de romarin séché

• 1/2 c. à thé de thym séché

• Sel et poivre au goût

Instructions :

1. Préchauffez le four à 400°F (200°C).

2. Dans un grand bol, mélanger la patate douce, les choux de Bruxelles, le chou-fleur, l'huile d'olive, le romarin séché, le thym séché, le sel et le poivre.

Mélanger jusqu'à ce que les légumes soient enrobés uniformément.

3. Étalez les légumes en une seule couche sur une plaque à pâtisserie.

4. Rôtir au four pendant environ 25 à 30 minutes, en remuant une fois à mi-cuisson, jusqu'à ce que les légumes soient tendres et dorés.

5. Servir chaud.

Informations nutritionnelles (par portion) : Calories : 180 Protéines : 3 g Lipides : 7 g Glucides : 29 g Fibres : 7 g

Poulet au four avec légumes rôtis

Ingrédients:

• 4 onces de poitrine de poulet désossée et sans peau

• 1 tasse de légumes mélangés (comme des poivrons, des courgettes et des carottes), hachés

• 1 table d'huile d'olive

• 1/2 cuillère à café d'ail en poudre

• 1/2 cuillère à café d'herbes italiennes séchées (telles que l'origan, le basilic et le thym)

• Sel et poivre au goût

Instructions :

1. Préchauffez le four à 400 °F (200 °C).

2. Assaisonner la poitrine de poulet avec du sel, du poivre et de la poudre d'ail.

3. Dans un bol séparé, mélangez les légumes mélangés avec de l'huile d'olive, des herbes séchées, du sel et du poivre.

4. Placez la poitrine de poulet et les légumes sur une plaque à pâtisserie tapissée de papier sulfurisé.

5. Cuire au four pendant environ 20 à 25 minutes ou jusqu'à ce que le poulet soit bien cuit et que les légumes soient tendres.

6. Servir chaud.

Information nutritionnelle (rer portion) : Calories : 230 Protéines : 26 g Lipides : 9 g Glu : 11 g Fibres : 3 g

Srynash et Berru Smo à toi

Ingrédients:

• 1 tasse de feuilles d'épice fraîches

• 1/2 tasse de baies mélangées (comme des fraises, des myrtilles et des framboises)

• 1/2 petite banane

• 1/2 tasse de lait d'amande non sucré (ou autre lait de votre choix)

• 1 cuillère à table de graines de chia

• 1 cuillère à café de miel (ortionnellement, pour la douceur)

Instructions:

1. Placer tous les ingrédients dans un mélangeur.

2. Mélanger jusqu'à consistance lisse et crémeuse.

3. Si désiré, ajustez la douceur en ajoutant du miel.

4. Versez dans un verre et servez frais.

Information nutritionnelle (par portion) : Calories : 150 Protéines : 5 g Lipides : 6 g Glucides : 21 g Fibres : 6 g

Poivrons farcis au quinoa

Ingrédients:

• 2 poivrons (de n'importe quelle couleur), coupés en deux et épépinés

• 1/2 tasse de quinoa trempé

• 1/4 de haricots noirs, rincés et égouttés

• 1/4 tasse de grains de maïs

• 1/4 tasse de tomates en dés

• 1/4 tasse de fromage râpé (ou une alternative sans produits laitiers)

• 1/2 cuillère à café de piment en poudre

• Sel et poivre au goût

Instructions:

1. Préchauffez le four à 375°F (190°C).

2. Dans un bol, combiner la préparation cuite, les haricots noirs, les grains de maïs, les tomates en dés, le fromage cheddar râpé, la poudre pour enfant, le sel et le poivre.

3. Placez les moitiés de poivron sur une plaque à pâtisserie.

4. Versez uniformément le mélange dans les moitiés de poivron.

5. Cuire au four pendant environ 20 à 25 minutes jusqu'à ce que les poivrons soient tendres et que la garniture soit bien chauffée.

6. Servir chaud.

Informations nutritionnelles (par portion) : Calories : 200 Protéines : 9 g Lipides : 6 g Glucides : 28 g Fibres : 6 g

Morue au four avec citron et herbes

Ingrédients:

• 4 onces de filet de cabillaud

• Jus d' un demi-citron

• 1 cuillère à soupe de persil frais, haché

• 1 c. à thé de feuilles de thym frais

• 1 cuillère à café d'huile d'olive

• Sel et poivre au goût

Instructions :

1. Préchauffez le four à 375°F (190°C).

2. Placez le filet de cabillaud sur une plaque de cuisson recouverte de papier sulfurisé.

3. Pressez le jus de citron sur la morue.

4. Saupoudrez uniformément la persil hachée, les feuilles de thym, le sel et le poivre.

5. Versez l'huile d'olive sur le filet.

6. Cuire au four environ 15 à 20 minutes ou jusqu'à ce que la sauce soit bien cuite et se défasse facilement.

7. Servir avec des légumes cuits à la vapeur ou un accompagnement de légumes.

Information nutritionnelle (par portion) : Calories : 180 Protéines : 30 g Lipides : 4 g Glucides : 2 g Fibres : 0 g

Salade grecque au poulet grillé

Ingrédients:

• 4 onces de poitrine de poulet grillée, tranchée

• 2 tasses de salade verte mélangée

• 1/4 de verre, tranché

• 1/4 tomates cerises, coupées en deux

• 2 tables de fromage feta émietté

• 1 table d'olives Kalamata

• 1 table d'huile d'olive extra vierge

• 1 cuillère à soupe de jus de citron

• 1/2 cuillère à café d'origan séché

• Sel et poivre au goût

Instructions :

1. Dans un grand bol, combiner les salades vertes mélangées, les tranches de concombre, les tomates cerises, le fromage feta et les olives de Kalamata.

2. Dans un petit bol, fouetter ensemble l'huile d'olive, le jus de citron, l'origan séché, le sel et le poivre pour faire la vinaigrette.

3. Ajoutez les tranches de poulet grillées au saladier.

4. Versez la vinaigrette sur la salade et mélangez doucement pour enrober.

5. Servir immédiatement.

Information nutritionnelle (rer portion) : Calories : 230 Protéines : 25 g Lipides : 13 g Glu : 6 g Fibres : 2 g

Pouding aux baies et au chia

Ingrédients:

• 1 tasse de lait d'amande non sucré (ou tout autre type de lait)

• 3 spectacles de table

• 1/2 tasse de baies mélangées (telles que bleuets, framboises et fraises)

• 1 cuillère à soupe de miel ou de miel (facultatif, pour la douceur)

• 1/2 cuillère à café d'extrait de vanille

Instructions:

1. Dans un bol, mélanger le lait d'amande, les graines de karité, le miel ou le sirop d'érable (le cas échéant) et l'extrait de vanille.

2. Bien mélanger jusqu'à ce que les graines de chia soient uniformément réparties.

3. Laissez le mélange reposer pendant environ 5 minutes, puis remuez à nouveau pour briser les grumeaux.

4. Couvrir le bol et réfrigérer pendant au moins 2 heures ou toute la nuit jusqu'à ce que les graines de chia aient absorbé le liquide et que le mélange ait épaissi.

5. Avant de servir, remuez bien le pudding pour le détendre.

6. Superposez le pudding de chia et les baies mélangées dans des verres ou des bols.

7. Servir frais.

Informations nutritionnelles (par portion) : Calories : 180 Protéines : 6 g Lipides : 10 g Glucides : 20 g Fibres : 10 g

Sauté de légumes au tofu

Ingrédients :

• 4 onces de tofu ferme, en cubes

• 1 tasse de légumes mélangés (comme les poivrons, le brocoli et les carottes), tranchés

• 1 cuillère à soupe de sauce soja faible en sodium

• 1 cuillère à soupe d'huile de sésame

• 1/2 cuillère à café d'ail haché

• 1/2 cuillère à café de gingembre râpé

• Sel et poivre au goût

Instructions :

1. Faites chauffer la même huile dans une casserole ou un wok à feu moyen.

2. Ajouter l'ail émincé et le gingembre râpé, et faire sauter pendant 1 minute.

3. Ajoutez les légumes mélangés et le tofu à la poêle et faites sauter pendant environ 5 à 6 minutes jusqu'à ce que les légumes soient tendres et que le tofu soit légèrement doré.

4. Verser la sauce sur le sauté et remuer uniformément.

5. Assaisonner avec du sel et du poivre au goût.

6. Servir chaud sur un lit de riz brun ou de quinoa cuit.

Information nutritionnelle (par portion) : Calories : 220 Protéines : 15 g Lipides : 10 g Glucides : 17 g Fibres : 4 g

Salade de lentilles aux légumes rôtis

Ingrédients:

• 1/2 lentilles cuites

• 1 tasse de légumes rôtis mélangés (comme des patates douces, des betteraves et des oignons rouges), servis

• 1 sur les feuilles de bébé

• 1 cuillère à soupe de vinaigre balsamique

• 1 cuillère à soupe d'huile d'olive extra vierge

• 1/2 cuillère à café de moutarde de Dijon

• Sel et poivre au goût

Instructions :

1. Dans un bol, mélanger les lentilles cuites, les légumes rôtis et les bébés épinards.

2. Dans un petit bol séparé, fouetter ensemble le vinaigre balsamique, l'huile d'olive, la moutarde de Dijon, le sel et le poivre pour faire la vinaigrette.

3. Arrosez la vinaigrette sur la salade de lentilles et mélangez doucement pour enrober.

4. Servir à température ambiante ou réfrigéré.

Informations nutritionnelles (par portion) : Calories : 230 Protéines : 10 g Lipides : 8 g Glucides : 32 g Fibres : 10 g

Frites de patates douces au four

Ingrédients:

• 1 grosse patate douce, coupée en frites

• 1 cuillère à soupe d'huile d'olive

• 1/2 cc de paprika

• 1/4 de cuillère à café de poudre d'ail

• Sel et poivre au goût

Instructions :

1. Préchauffez le four à 425°F (220°C).

2. Dans un bol, mélangez les frites de patates douces avec de l'huile d'olive, du paprika, de la poudre d'ail, du sel et du poivre jusqu'à ce qu'elles soient uniformément enrobées.

3. Disposez les frites en une seule couche sur une plaque de cuisson recouverte de papier sulfurisé.

4. Cuire au four pendant environ 20 à 25 minutes, en retournant une fois à mi-parcours, jusqu'à ce que les frites soient croustillantes et dorées.

5. Servir chaud en accompagnement ou en collation.

Information nutritionnelle (par portion) : Calories : 180 Protéines : 2 g Lipides : 7 g Glucides : 29 g Fibres : 5 g

Poivrons farcis au quinoa

Ingrédients:

• 2 poivrons (n'importe quel sel), coupés en deux et épépinés

• 1 tasse de sauce trempée

• 1/2 tasse de haricots noirs, rincés et égouttés

• 1/2 tasse de tomates en dés

• 1/4 d'oignon rouge coupé en dés

• 1/4 tasse de fromage cheddar râpé (ou une alternative sans lait)

• 1/2 cuillère à café de cumin moulu

• Sel et poivre au goût

Instructions:

1. Préchauffer le four à 375°F (190°C).

2. Dans un bol, combiner le duuinoa cuit, les haricots noirs, les tomates en dés, l'oignon rouge en dés, le fromage cheddar râpé, le cumin moulu, le sel et le poivre.

3. Remplir chaque moitié de cloche avec le mélange de duinoa.

4. Placez les poivrons farcis sur une plaque à pâtisserie recouverte de papier sulfurisé.

5. Cuire au four pendant environ 25 à 30 minutes jusqu'à ce que les poivrons soient tendres et que la garniture soit bien chauffée.

6. Servir chaud.

Informations nutritionnelles (par portion) : Calories : 220 Protéines : 10 g Lipides : 6 g Glucides : 34 g Fibres : 9 g

Feuilles de saumon et d'asperges

Ingrédients:

• 4 onces de filet de saumon

• 6 pointes d'asperges, parées

• 1/2 citron, tranché

• 1 cuillère à soupe d'aneth frais, haché

• 1 cuillère à soupe d'huile d'olive

• Sel et poivre au goût

Instructions :

1. Préchauffez le four à 400°F (200°C).

2. Déchirez un grand morceau de papier d'aluminium et pliez-le en deux pour créer un carré.

3. Placez le filet de saumon au centre du papier d'aluminium.

4. Disposez les pointes d'asperges et les tranches de citron sur le saumon.

5. Versez l'huile d'olive sur le saumon et les légumes.

6. Saupoudrez uniformément l'aneth frais, le sel et le poivre.

7. Pliez le papier d'aluminium sur le saumon et les légumes, et serrez les bords pour sceller.

8. Placez le paquet de papier d'aluminium sur une plaque à pâtisserie.

9. Cuire au four environ 15-20 minutes jusqu'à ce que le saumon soit bien cuit et que les asperges soient tendres.

10. Ouvrez soigneusement le sachet en aluminium, transférez le saumon et les asperges dans une assiette et servez.

Informations nutritionnelles (par portion) : Calories : 240 Protéines : 24 g Lipides : 14 g Glucides : 6 g Fibres : 2 g

Ingrédients :

• 2 tasses de feuilles d'épinards

• 1/2 tasse de baies mélangées (comme les fraises, les myrtilles et les framboises)

• 2 cuillères à soupe d'amandes tranchées

• 2 tables de fromage de chèvre brouillé (facultatif)

• 1 table de vinaigre balsamique

• 1 table d'huile d'olive extra vierge

• Sel et poivre au goût

Instructions:

1. Dans un grand bol, mélanger les feuilles de bébé, les baies mélangées, les amandes tranchées et le fromage de chèvre émietté.

2. Dans un petit bol, fouetter ensemble le vinaigre balsamique, l'huile d'olive, le sel et le poivre pour faire la vinaigrette.

3. Arrosez la vinaigrette sur la salade et mélangez doucement pour enrober.

4. Servir immédiatement.

Information nutritionnelle (par portion) : Calories : 150 Protéines : 5 g Lipides : 11 g Glu : 10 g Fibres : 4 g

Sauté de poulet et de légumes

Ingrédients:

• 4 onces de poitrine désossée, sans peau et sans peau, tranchée

• 1 tasse de légumes mélangés (sush comme le brocoli, les clochettes et les pois mange-tout), tranchés

• 1 cuillère à soupe de sauce faible en sodium

• 1 sauce hoisin de table

• 1/2 cuillère à café d'ail haché

• 1/2 cuillère à café de gingembre râpé

• 1 cuillère à soupe d'huile de sésame

• Sel et poivre au goût

Instructions:

1. Faites chauffer l'huile de sésame dans une poêle ou un wok à feu moyen.

2. Ajouter l'ail émincé et le gingembre râpé et faire sauter pendant 1 minute.

3. Ajouter les tranches de poulet et cuire jusqu'à ce qu'elles ne soient plus roses au centre.

4. Ajouter les légumes mélangés et faire sauter pendant environ 4-5 minutes jusqu'à ce que les légumes soient tendres.

5. Dans un petit bol, fouetter ensemble la sauce soja et la sauce hosin.

6. Versez la sauce sur le sauté et mélangez pour enrober uniformément.

7. Assaisonner avec du sel et du poivre au goût.

8. Servir chaud sur du riz brun cuit ou du quinoa.

Informations nutritionnelles (par portion) : Calories : 230 Protéines : 24 g Lipides : 9 g Glucides : 14 g Fibres : 3 g

Soupe aux lentilles

Ingrédients :

• 1/2 tasse de lentilles séchées

• 1 carotte, coupée en dés

• 1 branche de céleri, coupée en dés

• 1/2 oignon, coupé en dés

• 2 gousses d'ail, hachées

• 4 tasses de bouillon de légumes à faible teneur en sodium

• 1 cuillère à café de thym séché

• 1 feuille de laurier

• Sel et poivre au goût

• Persil frais pour la garniture (facultatif)

Instructions :

1. Rincez les lentilles sous l'eau froide et égouttez-les.

2. Dans une grande casserole, faites chauffer un peu d'huile d'olive à feu moyen.

3. Ajoutez la carotte coupée en dés, le céleri, l'oignon et l'ail haché dans la casserole et faites sauter jusqu'à ce qu'ils soient ramollis.

4. Ajoutez les lentilles, le bouillon de légumes, le thym séché et la feuille de laurier dans la casserole.

5. Porter la soupe à ébullition, puis réduire le feu à doux et laisser mijoter pendant environ 25 à 30 minutes jusqu'à ce que les lentilles soient tendres.

6. Assaisonnez avec du sel et du poivre au goût.

7. Retirez la feuille de laurier avant de servir.

8. Garnir de persil frais si désiré.

9. Servir chaud.

Informations nutritionnelles (par portion) : Calories : 210 Protéines : 15 g Lipides : 1 g Glucides : 38 g Fibres : 15 g

Saumon au four avec citron et aneth

Ingrédients:

• 4 onces de filet de saumon

• Jus d' un demi- citron

• 1 cuillère à soupe d'aneth frais, haché

• Sel et poivre au goût

Instructions:

1. Préchauffez le four à 375 °F (190 °C).

2. Placez le filet de saumon sur une plaque de cuisson recouverte de papier sulfurisé.

3. Écrasez le jus de citron sur le saumon.

4. Saupoudrer l'aneth haché, le sel et le poivre uniformément sur le dessus.

5. Cuire au four environ 15-20 minutes ou jusqu'à ce que le saumon soit bien cuit.

6. Servir avec des légumes cuits à la vapeur ou une salade d'accompagnement.

Informations nutritionnelles (par portion) : Calories : 220 Protéines : 26 g Lipides : 12 g Glucides : 1 g Fibres : 0 g

Sauté de quinoa et de légumes

Ingrédients :

• 1/2 tasse de quinoa cuit

• 1 tasse de légumes mélangés (fleurs de brocoli, poivrons, carottes, pois mange-tout)

• 1 cuillère à soupe de sauce soja à faible teneur en sodium

• 1 cuillère à café d'huile de sésame

• 1/2 cuillère à café d'ail haché

• 1/2 cuillère à café de gingembre râpé

Instructions :

1. Faites chauffer la même huile dans une casserole à feu moyen.

2. Ajouter l'ail émincé et le gingembre râpé, et faire sauter pendant 1 minute.

3. Ajouter les légumes mélangés et faire sauter pendant environ 3-4 minutes jusqu'à ce qu'ils soient tendres.

4. Ajoutez la sauce de soja et la sauce de soja cuites à la poêle, et faites sauter pendant encore 2-3 minutes jusqu'à ce qu'elles soient bien combinées et bien chauffées.

5. Servir chaud.

Informations nutritionnelles (par portion) : Calories : 220 Protéines : 8 g Lipides : 5 g Glucides : 36 g Fibres : 6 g

Parfait au yogourt grec et aux baies

Ingrédients :

• 1/2 tasse de yaourt grec (plat ou vanille)

• 1/4 tasse de baies mélangées (fraises, myrtilles, framboises)

• 1 table de miel

• 1 table avec des amandes coupées

Instructions :

1. Dans un verre ou un bol, étalez la moitié du yaourt grec.

2. Ajouter la moitié des baies mélangées sur le dessus.

3. Arroser de la moitié du miel.

4. Répétez les couches avec le yogourt, les baies et le miel restants.

5. Saupoudrer les amandes hachées sur tor.

6. Servir frais.

Informations nutritionnelles (par portion) : Calories : 150 Protéines : 10 g Lipides : 5 g Glucides : 18 g Fibres : 3 g

Galettes de saumon et de patates douces

Ingrédients:

• 1 boîte de saumon (6 oz.), égoutté et émietté

- 1/2 purée de patate douce aigre

- 1/4 tasse d'oignons en dés

- 1/4 tasse de poivron rouge coupé en dés

- 1 oeuf

- 2 cuillères à soupe de farine d'amande

- 2 cuillères à soupe hachées légèrement

- 1 jus de citron de table

- 1 cuillère à soupe de moutarde de Dijon

- Sel et poivre au goût

- 1 cuillère à soupe d'huile d'olive

Instructions :

1. Dans un bol à mélanger, mélanger le saumon, la purée de patate douce, l'oignon coupé en dés, le poivron rouge coupé en dés, l'œuf, la farine d'amande, le persil haché, le citron n jus, moutarde de Dijon, sel et poivre.

2. Bien mélanger tous les ingrédients jusqu'à ce qu'ils soient bien combinés.

3. Avec vos mains, formez le mélange en 6 petites galettes.

4. Faites chauffer l'huile d'olive dans une poêle antiadhésive à feu moyen.

5. Ajoutez les galettes de saumon et de patates douces à la poêle.

6. Cuire pendant 3-4 minutes par côté, jusqu'à ce que les galettes soient dorées et bien chauffées.

7. Servir chaud avec votre trempette préférée.

Information nutritionnelle (par portion) : Calories : 225 Protéines : 18 g Lipides : 12 g Glucides : 11 g Fibres : 2 g

Smoothie aux épinards et aux baies

Ingrédients:

• 1 tasse de feuilles d'épinards frais

• 1/2 tasse de baies mélangées (fraises, myrtilles, framboises)

• 1/2 banane congelée

• 1/2 tasse de lait d'amande non sucré (ou de lait non laitier)

• 1 cuillère à soupe de graines de chia

• 1 table de beurre d'amande

• 1 cuillère à café de miel (facultatif)

• Trois cubes (ortionnel)

Instructions:

1. Placer tous les ingrédients dans un mélangeur.

2. Mélanger à haute vitesse jusqu'à consistance lisse et crémeuse.

3. Si désiré, ajouter des glaçons et mélanger à nouveau jusqu'à ce qu'ils soient bien incorporés.

4. Versez dans un verre et servez immédiatement.

Information nutritionnelle (par portion) : Calories : 180 Protéines : 6 g Lipides : 9 g Glucides : 20 g Fibres : 7 g

Parfait au yaourt grec

Ingrédients:

• 1/2 tasse de yogourt grec nature

• 1/4 tasse de baies mélangées (fraises, myrtilles, framboises)

• 2 tables de céréales

• 1 table d'hôte (facultatif)

Instructions:

1. Dans un verre ou un bol, déposer la moitié du yogourt grec.

2. Ajoutez la moitié des baies mélangées sur le yaourt.

3. Saupoudrer la moitié du granola sur les baies.

4. Répétez les couches avec le yogourt, les baies et le granola restants.

5. Arroser de miel si désiré.

6. Servir frais.

Informations nutritionnelles (par portion) : Calories : 190

Ingrédients:

• 4 onces de poitrine de dinde, tranchées

• 1 tasse de légumes mélangés (brocoli, poivrons, carottes, pois mange-tout)

• 1 cuillère à soupe de sauce soja faible en sodium

• 1 cuillère à soupe de vinaigre de riz

• 1 cuillère à café de fécule

• 1 cuillère à café de miel

• 1 cuillère à café d'huile de sésame

• Sel et poivre au goût

• 1 cuillère à soupe d'huile d'olive

Instructions :

1. Dans un petit bol, mélanger la sauce soja, le vinaigre de riz, la fécule de maïs, le miel, l'huile de sésame, le sel et le poivre pour faire la sauce.

2. Chauffer l'huile d'olive dans une poêle antiadhésive ou wok à feu vif.

3. Ajoutez la dinde tranchée dans la poêle et faites cuire pendant 2-3 minutes jusqu'à ce qu'elle soit dorée de tous les côtés.

4. Ajouter les légumes mélangés à la poêle et faire sauter pendant 2-3 minutes jusqu'à ce qu'ils soient cuits mais encore légèrement croustillants.

5. Versez la sauce sur la dinde et les légumes dans la poêle.

6. Faire sauter pendant 1 à 2 minutes supplémentaires jusqu'à ce que la sauce épaississe et enrobe la dinde et les légumes.

7. Retirer du feu et servir chaud sur du riz brun ou du quinoa cuit.

Information nutritionnelle (par portion) : Calories : 240 Protéines : 23 g Lipides : 8 g Glucides : 18 g Fibres : 4 g

Aigre aux lentilles et aux légumes

Ingrédients:

• 1/2 verre de lentilles séchées

• 1 carotte, coupée en dés

• 1 branche de céleri, coupée en dés

• 1/2 oignon, choisi

• 2 gousses d'ail hachées

• 4 tasses de bouillon de légumes à faible teneur en sodium

• 1 cuillère à café d'huile d'olive

• 1/2 c. à thé de thym séché

• Sel et poivre au goût

Instructions:

1. Rincez les lentilles sous l'eau froide.

2. Faites chauffer l'huile d'olive dans une grande casserole à feu moyen.

3. Ajoutez l'oignon, la carotte, le céleri et l'ail. Faire sauter pendant environ 5 minutes jusqu'à ce que les légumes ramollissent.

4. Ajoutez les lentilles, le bouillon de légumes, le thym séché, le sel et le poivre dans la casserole.

5. Porter le mélange à ébullition, puis réduire le feu et laisser mijoter environ 30 à 35 minutes jusqu'à ce que les lentilles soient tendres.

6. Servir chaud.

Informations nutritionnelles (par portion) : Calories : 210 Protéines : 14 g Lipides : 2 g Glucides : 36 g Fibres : 14 g

Salade de poulet grillé

Ingrédients:

• 4 onces de poitrine de poulet désossée et sans peau

• 2 tasses de salades vertes mélangées

• 1/2 concombre, tranché

• 1/4 tasse de tomates cerises, coupées en deux

• 1 table de vinaigre balsamique

• 1 cuillère à café d'huile d'olive

• Sel et poivre au goût

Instructions:

1. Préchauffez le gril ou la poêle à feu moyen-élevé.

2. Assaisonnez la poitrine de poulet avec du sel et du poivre.

3. Faites griller le poulet pendant environ 5 à 6 minutes de chaque côté jusqu'à ce qu'il soit bien cuit.

4. Laissez le poulet reposer quelques minutes, puis coupez-le en fines lanières.

5. Dans un bol, mélanger les légumes verts, le concombre et les tomates cerises.

6. Versez le vinaigre balsamique et l'huile d'olive sur la salade et mélangez.

7. Garnir la salade avec les tranches de poulet grillé.

8. Servir immédiatement.

Informations nutritionnelles (par portion) : Calories : 220 Protéines : 28 g Lipides : 6 g Glucides : 11 g Fibres : 3 g

Choux de Bruxelles rôtis au parmesan

Ingrédients :

• 2 tasses de choux de Bruxelles, coupés en deux

• 1 cuillère à soupe d'huile d'olive

• 1 cuillère à soupe de parmesan râpé

• Sel et poivre au goût

Instructions:

1. Préchauffer le four à 400°F (200°C).

2. Mélangez les choux de Bruxelles avec de l'huile d'olive, du sel et du mélange dans un bol jusqu'à ce qu'ils soient bien enrobés.

3. Disposez les choux de Bruxelles en couche anglaise sur une plaque à pâtisserie.

4. Rôtir au four pendant environ 20-25 minutes jusqu'à ce qu'ils soient tendres et légèrement dorés.

5. Retirer du four et saupoudrer de parmesan râpé sur les choux de Bruxelles.

6. Remettre au four pendant 2-3 minutes supplémentaires jusqu'à ce que la feuille soit fondue.

7. Servir chaud.

Information nutritionnelle (rer portion): Calories: 100

Feuilles de saumon et d'asperges

Ingrédients:

• 4 onces de filet de saumon

• 6 à 8 graines d'asperges

• 1 cuillère à soupe d'huile d'olive

• 1/2 cuillère à café d'aneth séché

• Sel et poivre au goût

• Quartiers de citron pour la garniture (facultatif)

Instructions :

1. Préchauffez le four à 400°F (200°C).

2. Placez une feuille de papier d'aluminium sur une plaque à pâtisserie.

3. Placez le filet de saumon au centre de la feuille.

4. Disposez les pointes d'asperges autour du saumon.

5. Versez l'huile d'olive sur le saumon et les asperges.

6. Saupoudrer l'aneth séché, le sel et le poivre sur le saumon et le saumon.

7. Pliez le papier d'aluminium autour du saumon et des asperges pour créer un sac.

8. Cuire au four environ 12-15 minutes jusqu'à ce que le saumon soit bien cuit et que les asperges soient tendres.

9. Ouvrez le papier d'aluminium et servez chaud avec des quartiers de citron si vous le souhaitez.

Informations nutritionnelles (par portion) : Calories : 240 Protéines : 22 g Lipides : 15 g Glucides : 3 g Fibres : 1 g

Salade de quinoa et haricots noirs

Ingrédients:

• 1/2 tasse de quinoa cuit

• 1/2 tasse de haricots noirs en conserve, égouttés et rincés

• 1/4 tasse d'oignon rouge

• 1/4 tasse de poivron rouge coupé en dés

• 1/4 tasse de coriandre fraîche hachée

• 1 table de jus de citron vert

• 1 cuillère à soupe d'huile d'olive

• Sel et poivre au goût

Instructions:

1. Dans un grand bol, mélangez le duinoa cuit, les haricots noirs, l'oignon rouge, le poivron rouge et le céleri.

2. Dans un petit bol, fouetter ensemble le jus de lime, l'huile d'olive, le sel et le poivre.

3. Versez la vinaigrette sur le mélange de quinoa et mélangez pour bien enrober.

4. Servir frais ou à température ambiante.

Informations nutritionnelles (par portion) : Calories : 170 Protéines : 6 g Lipides : 6 g Glucides : 24 g Fibres : 6 g

Frites de patates douces au four

Ingrédients:

• 1 patate douce moyenne, coupée en fines lanières

• 1 cuillère à soupe d'huile d'olive

• 1/2 cuillère à café de prika fumé

• Sel et poivre au goût

Instructions :

1. Préchauffez le four à 400°F (200°C).

2. Dans un bol, mélanger les lanières de patates douces avec de l'huile d'olive, du paprika fumé, du sel et du poivre jusqu'à ce qu'elles soient uniformément enrobées.

3. Disposez les bandes de patates douces en une seule couche sur une plaque à pâtisserie.

4. Cuire au four pendant environ 20-25 minutes jusqu'à ce qu'ils soient croustillants et légèrement dorés.

5. Retirer du four et servir chaud.

Information nutritionnelle (par portion) : Calories : 130 Protéines : 2 g Lipides : 5 g Glucides : 21 g Fibres : 4 g

Salade grecque au poulet grillé

Ingrédients:

• 4 onces de poitrine de poulet grillée, tranchée

• 1 tasse de légumes verts mélangés

• 1/4 tomates cerises, coupées en deux

• 1/4 concombre, tranché

• 2 tables d'olives Kalamata, dénoyautées

• 2 tables de fromage feta émietté

• 1 cuillère à soupe d'huile d'olive extra vierge

• 1 table de vinaigre de vin rouge

Sel et poivre au goût

Instructions:

1. Dans un grand bol, combiner les légumes verts mélangés, les tomates sherru, le sucre, les olives Kalamata et la feta émiettée.

2. Ajoutez le poulet grillé en tranches sur le tor.

3. Verser l'huile d'olive extra vierge et le vinaigre de vin rouge sur la salade.

4. Assaisonner avec du sel et du poivre au goût.

5. Remuer délicatement pour combiner.

6. Servir frais.

Informations nutritionnelles (par portion) : Calories : 230
Protéines : 26 g Lipides : 12 g Glucides : 6 g Fibres : 2 g

Buddha bowl aux légumes et au quinoa

Ingrédients:

• 1/2 tasse de quinoa trempé

• 1/2 cubes de patates douces rôties

• 1/4 tasse de bouquets de brocoli cuits à la vapeur

• 1/4 tasse d'avocat tranché

• 2 cuillères à soupe de houmous

• 1 cuillère à soupe de jus de citron

• 1 table à manger

• Sel et poivre au goût

• Saupoudrer de graines de sésame pour la garniture (en option)

Instructions :

1. Dans un bol, disposez la nourriture cuite, les cubes de patate douce rôtis, les fleurs de brocoli cuites à la vapeur et les tranches d'avocat.

2. Dans un petit bol, fouetter ensemble le houmous, le jus de citron, le tahini, le sel et le poivre pour faire la vinaigrette.

3. Versez la vinaigrette sur le bol de Bouddha.

4. Garnir d'une pincée de graines si désiré.

5. Servir à température ambiante.

Information nutritionnelle (rer portion) : Calories : 240 Protéines : 6 g Lipides : 13 g Glucides : 26 g Fibres : 6 g

CONCLUSION

Félicitations pour avoir complété votre voyage riche en nutriments. Vous vous êtes engagé sur une voie de transformation pour nourrir vos os et améliorer votre bien-être général grâce à la nutrition. Ce sookbook vous a fourni une compréhension globale de la guérison des os, des recettes savoureuses et des conseils pratiques pour vous aider. processus de traitement.

Tout au long de cette aventure culinaire, vous avez découvert l'impact incroyable qu'un régime de guérison des os peut avoir sur votre corps. En incorporant des ingrédients riches en nutriments, vous avez nourri vos os avec les blocs de construction essentiels dont ils ont besoin pour réparer, régénérer et renforcer. Vous avez expérimenté les avantages des aliments riches en calcium, des sources de vitamine D, des protéines, des antioxydants et d'autres nutriments vitaux qui favorisent la santé des os.

Comme vous avez plongé dans la diversité des plats, nous espérons que vous n'avez pas seulement apprécié leurs saveurs, mais aussi embrassé la relation profonde entre nourriture et guérison. Ce livre de cuisine vous a permis de devenir un participant actif dans votre voyage de guérison, en encourageant des décisions réfléchies et en favorisant un plus grand désir de la nourriture que la nourriture fournit.

Rappelez-vous que la guérison est un processus personnel et abusif. Bien que ce livre de recettes vous ait fourni des informations et des ressources précieuses, il est important de consulter des professionnels de la santé ou des diététistes agréés qui peuvent n'offrez pas de conseils personnalisés adaptés à vos besoins et à vos circonstances spécifiques. Ils peuvent s'assurer que vous recevez le soutien le plus approprié et optimiser votre parcours de guérison osseuse.

Au fur et à mesure que vous avancez, continuez à adopter les principes d'un régime de guérison des os. Explorez de nouvelles recettes, expérimentez avec des ingrédients et cultivez une compréhension des cerfs des composants nutritionnels qui favorisent la santé de vos os. Célébrez le plaisir de préparer et de savourer des repas qui non seulement nourrissent votre corps, mais contribuent également à votre bien-être général.

Au-delà de son impact sur vos os, ce livre de cuisine vous a encouragé à vous lancer dans un voyage de bien-être et de bien-être holistique. Il a insufflé un sentiment d' autonomie et de pleine conscience autour des choix alimentaires que vous faites. En accordant la priorité à votre santé osseuse, vous avez franchi une étape importante vers un avenir plus dynamique et plus résistant.